Amira Ali

Aceitação das tecnologias da informação nos cuidados de saúde

Amira Ali

Aceitação das tecnologias da informação nos cuidados de saúde

ScienciaScripts

Imprint

Cover image: www.ingimage.com

This book is a translation from the original published under ISBN 978-613-4-90812-2.

Publisher:
Sciencia Scripts
is a trademark of
Dodo Books Indian Ocean Ltd. and OmniScriptum S.R.L publishing group

120 High Road, East Finchley, London, N2 9ED, United Kingdom
Str. Armeneasca 28/1, office 1, Chisinau MD-2012, Republic of Moldova, Europe
Printed at: see last page
ISBN: 978-620-8-09442-3

ÍNDICE DE CONTEÚDOS

RECONHECIMENTO

Agradeço a Deus, Todo-Poderoso e Misericordioso, por me ter apoiado ao longo de todo o meu percurso.

Agradeço a todos os participantes o facto de terem sacrificado o seu precioso tempo para preencher o questionário do estudo. Agradeço também à diretora de enfermagem do hospital Al Slama pela sua ajuda e apoio.

Devo muito à minha supervisora pelo tempo generoso que me concedeu, bem como pela sua extraordinária ajuda, orientação constante e apoio sincero.

Agradeço também à minha família por tudo aquilo em que estive envolvido. Que Alá vos abençoe a todos.

RESUMO

Antecedentes: Apesar dos benefícios dos sistemas automatizados, como os EMR, nos cuidados de saúde, os obstáculos à adoção dos EMR são elevados. **Objetivo**: Este estudo teve como objetivo avaliar a aceitação das tecnologias da informação e a experiência de utilização do Medica plus entre os enfermeiros do hospital Al Slama, em Alexandria. **Métodos**: Dos 166 enfermeiros, 124 preencheram um questionário de 39 itens; 23 deles eram 5 secções do questionário do Modelo de Aceitação da Tecnologia 2 (TAM2), e os restantes itens abordavam as caraterísticas sociodemográficas e de trabalho dos enfermeiros estudados, bem como a sua experiência de utilização de computadores e do Medica plus. **Resultados**: Cerca de metade dos enfermeiros estudados concordaram ou concordaram fortemente com os itens de utilidade percebida, facilidade de utilização percebida, imagem associada à utilização, relevância para o trabalho e demonstrabilidade dos resultados. A falha do sistema, a falta de tempo e a formação foram identificadas como barreiras à utilização do Medica plus. Foram encontradas correlações entre o TAM2 e outras variáveis do estudo, como a idade e a duração do trabalho no hospital. **Conclusões**: Recomenda-se que a gestão hospitalar melhore as funcionalidades do sistema e forneça formação em serviço, a fim de otimizar a utilização do sistema eletrónico de saúde.

Palavras-chave: Atitudes, Computadores nos cuidados de saúde, Países em desenvolvimento, Egito, Registo médico eletrónico, EMR, Aceitação das tecnologias da informação, Enfermeiros

INTRODUÇÃO

A competitividade no sector dos serviços de cuidados de saúde está intimamente ligada à melhoria da eficiência e da qualidade dos serviços de saúde. Com o aumento da procura de serviços médicos de alta qualidade, a necessidade de um sistema de informação hospitalar (SIH) inovador tornou-se essencial(1) . Os HIS e os registos médicos electrónicos (EMR) têm um potencial substancial para melhorar a segurança relacionada com a saúde, bem como a qualidade e a eficiência dos cuidados(2, 3) .

O registo médico eletrónico (EMR) é um registo em formato digital de informações relacionadas com a saúde dos indivíduos que é criado, recolhido, gerido e consultado por pessoal autorizado envolvido nos cuidados de saúde. É considerado um recurso de informação seguro, em tempo real, no local de prestação de cuidados e centrado no doente para os médicos(4, 5) . O EMR elimina a necessidade de registos manuscritos. Por conseguinte, reduz o tempo gasto na manutenção de registos pelo pessoal de saúde, o que, por sua vez, resulta num aumento do tempo dedicado aos cuidados de saúde dos doentes. Os EMR podem também aumentar a satisfação dos doentes e as poupanças financeiras(1) . Os EMR asseguram a disponibilidade a 100% dos registos médicos, melhoram a comunicação entre o pessoal, melhoram a documentação, permitem o acesso simultâneo de vários utilizadores, bem como o fluxo de trabalho automatizado, a codificação e a elaboração de relatórios(6) .

Devido ao impacto colossal dos EMR e dos HIS na qualidade e na eficácia dos cuidados, muitas organizações de cuidados de saúde nos países desenvolvidos investiram no desenvolvimento e na implantação desses sistemas(7) . Os EMR fornecem várias ferramentas importantes, como os sistemas de apoio à decisão, nomeadamente para a introdução de pedidos de medicamentos, que se está a tornar crucial para reduzir os erros médicos. O acesso a comunicações por correio eletrónico ou pela Internet permite que o pessoal procure aconselhamento especializado junto de médicos à distância. Além disso, o acesso a dados médicos, incluindo fontes de conhecimento como as revistas em linha, está a expandir-se nos cuidados de saúde. Nos cuidados de saúde, surgiu uma vasta gama de dispositivos robustos e flexíveis para gerir dados, incluindo assistentes pessoais digitais (PDA) e telemóveis. Podem ser incorporadas ferramentas simples para alertar para potenciais problemas, como medicamentos incompatíveis. Além disso, os profissionais de saúde podem verificar os resultados de indivíduos ou grupos de doentes e efetuar estudos de investigação. Além disso, os dados individuais dos doentes recolhidos e acessíveis no local de prestação de cuidados podem apoiar a gestão clínica. Os sistemas de EMR podem também ser utilizados para acompanhar os resultados dos doentes, o cumprimento da terapêutica e para registar procedimentos cirúrgicos. São também utilizados para avaliar as necessidades de recursos e prevenir a escassez de stocks de medicamentos. Os dados no local de prestação de cuidados podem ser utilizados para gerar rapidamente relatórios agregados, que deverão ser mais completos e precisos, uma vez que os utilizadores reconhecerão mais provavelmente os erros relativos aos seus próprios doentes. Para além de tudo o que foi mencionado, os EMR asseguram a qualidade, a exaustividade, a segurança e a confidencialidade dos dados(8) .

REVISÃO DA LITERATURA

Com o rápido aumento da curva de adoção dos EMR, o tradicional prontuário em papel, que era utilizado para documentar os dados dos doentes, é gradualmente substituído pelos EMR[9] . No entanto, a literatura disponível mostra uma baixa taxa de adoção e uma elevada taxa de insucesso na implementação dos RME. Apesar dos seus benefícios imediatos e da melhoria da eficiência temporal, os obstáculos à adoção dos registos de saúde electrónicos (RSE) continuam a ser elevados e o seu crescimento é lento[1, 7] . Foi referido que cerca de metade de todas as licenças de software de RSE adquiridas são efetivamente implementadas[7] . Mesmo em países ricos em recursos, o desenvolvimento de sistemas de registos de saúde electrónicos continua a ser uma tarefa incerta e difícil, exigindo uma correspondência sensível entre as necessidades locais e as tecnologias e recursos disponíveis[8] .

Aceitação das tecnologias da informação nos cuidados de saúde

Há muito tempo, argumentou-se que o desafio no processo de introdução de computadores nos hospitais residiria na preparação do pessoal hospitalar para utilizar os computadores e não na identificação de funções para aplicações informáticas. Este facto pode explicar por que razão o impacto da automatização dos cuidados de saúde é menor do que o esperado[10] . Entre os clínicos, os profissionais do sistema enfrentam uma variedade de reacções que vão desde o entusiasmo e a aceitação até à relutância e à resistência[11] . Durante muito tempo, a comunidade da informática médica centrou a sua atenção no sistema de registo médico - o recipiente que transporta os dados dos doentes - e na forma de o construir. Esta acabou por ser a parte errada do problema. Isto porque os dados médicos não são gerados espontaneamente no registo médico. Todos os dados provêm de outras fontes do ambiente de cuidados de saúde, ou seja, do pessoal de trabalho, e todos os obstáculos e a maior parte do trabalho de criação de um EMR estão relacionados com estas fontes de dados externas e com a transferência dos seus dados para o EMR[12, 13] .

O insucesso da implementação dos EMR é afetado por muitos factores, sendo a resistência dos utilizadores o principal de todos[1, 12] . As novas tecnologias criam novas exigências aos utilizadores e encontram várias barreiras à sua aceitação e utilização[2] . Se os utilizadores não estiverem satisfeitos com o sistema, pode haver resistência à implementação de sistemas de EMR. A falta de conhecimentos informáticos dos utilizadores é outro fator que pode ter um impacto negativo no êxito da aplicação dos RME[1] .

A satisfação dos utilizadores de EMR e o sucesso da implementação podem ser influenciados por erros do sistema, tempo de resposta, fluxo lógico e eficiente de tarefas, capacidade de completar as tarefas desejadas, facilidade de correção de erros e de introdução de dados, complexidade dos EMR e das aplicações de tecnologias da informação (TI), falta de normas de dados relativas ao intercâmbio de dados clínicos e problemas de interoperabilidade, a falta de planos estratégicos para a implementação de aplicações e a dificuldade em recrutar pessoal de TI experiente, a falta de conhecimentos suficientes do pessoal em matéria de TI, os incentivos financeiros, os efeitos sobre o tempo das pessoas, a experiência informática anterior, a formação sobre o sistema, as atitudes dos médicos e o impacto percebido na qualidade dos cuidados prestados aos doentes podem ser factores importantes que afectam a satisfação dos utilizadores com um EMR, especialmente quando o sistema é visto como negativo[1, 3, 12] .

Fundação Conceptual

A teoria mais proeminente que explica a aceitação da tecnologia e o comportamento de utilização do computador é o Modelo de Aceitação da Tecnologia (TAM) desenvolvido por Davis et al[14] . O TAM é uma adaptação da Teoria da Ação Fundamentada (TRA). O TAM sugere que as atitudes seriam um fator de previsão direto da intenção de utilizar a tecnologia, que por sua vez preveria a utilização efectiva da tecnologia[15, 16] . Postula que a perceção da utilidade e da facilidade de utilização são factores determinantes que conduzem inevitavelmente à utilização efectiva de uma determinada tecnologia ou sistema. A utilidade percebida é definida como "o grau em que um indivíduo acredita que a utilização de um determinado sistema aumentaria a sua produtividade e o seu desempenho profissional num contexto organizacional". A perceção de facilidade de utilização é definida como "o grau em que um indivíduo acredita que a utilização de um determinado sistema não implicaria qualquer esforço". Dos dois, a perceção da facilidade de utilização tem um efeito direto tanto na perceção da utilidade como na utilização da tecnologia. A utilidade percebida e a facilidade de utilização percebida foram ambas teorizadas como sendo determinadas por variáveis externas[2, 17] . No caso do EMR, as variáveis externas relevantes que afectam a facilidade de utilização incluem caraterísticas do sistema como os menus pendentes e a utilização de graffiti.

Utilidade percebida

A perceção de utilidade é um motivador extrínseco, que se baseia na realização de um objetivo. Foi identificada como o motivo central de uma intenção comportamental. É definida como a probabilidade subjectiva de a utilização da tecnologia melhorar a forma como um utilizador pode realizar uma determinada tarefa[2, 17] . A usabilidade percebida descreve o efeito de factores subjectivos na perceção da facilidade de utilização da interface. A usabilidade real é mensurável através da utilização de dados objectivos quantificáveis, como o desempenho do utilizador, as taxas de erro ou o tempo necessário para realizar tarefas definidas e a usabilidade percebida da interface (16) .

As preocupações de alguns médicos podem ser acalmadas com sucesso através da melhoria das funcionalidades do sistema, da segurança e, em geral, tornando o sistema mais acessível e intuitivo de utilizar. Os médicos precisam de se sentir intrinsecamente motivados para mudarem e se adaptarem a novas formas de prestação de cuidados de saúde e de gestão da informação[11] . Os factores que influenciam as atitudes de utilização do computador evoluem no sentido de facilitar o trabalho e aumentar o poder, o prestígio e a satisfação dos trabalhadores com o status quo[10] .

Figure 1. Schematic representation of the Theory of Reasoned Action and the Technology Acceptance Model

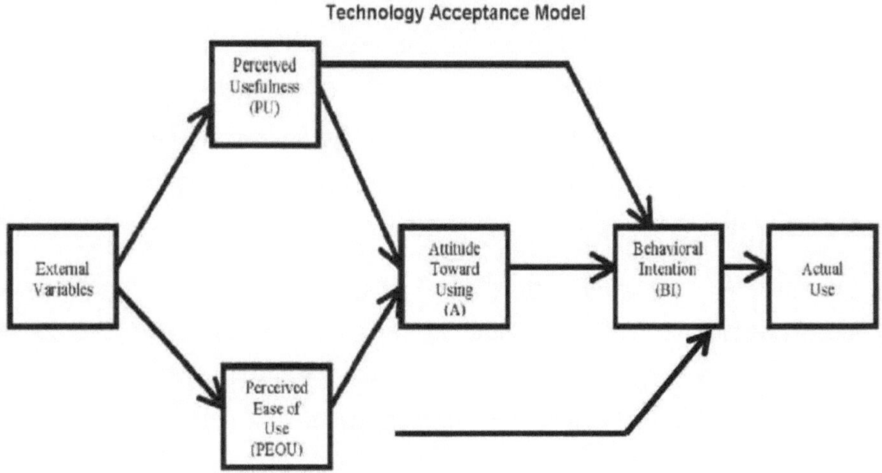

Fonte: Galt KA, Siracuse MV, Rule AM, Clark BE, Taylor W. Physician Use of Hand-held Computers for Drug Information and Prescribing. Advances in Patient Safety.4:93-108.

Facilidade de utilização percebida

A facilidade de utilização percebida é definida como "o grau em que uma pessoa acredita que a utilização de um determinado sistema é isenta de esforço". O esforço é um recurso finito que uma pessoa pode afetar às várias actividades pelas quais é responsável. Se tudo o resto se mantiver igual, uma aplicação que seja considerada mais fácil de utilizar terá mais probabilidades de ser aceite pelos utilizadores. Assim, a tecnologia é considerada útil quando é fácil. É muito influente e afecta a intenção de utilização[2, 17] .

Existem quatro factores determinantes para a perceção da facilidade de utilização que representam crenças gerais sobre os computadores e a sua utilização. Estes quatro factores de ancoragem pessoal desempenham um papel fundamental na formação da perceção da facilidade de utilização de um novo sistema. Eles incluem: 1) a auto-eficácia em relação ao computador, que se refere à perceção que um indivíduo tem das suas capacidades e aptidões para utilizar a tecnologia, 2) a perceção de controlo externo, que é definida como o sentimento de controlo que um indivíduo tem em relação à utilização de um computador, com base na disponibilidade de conhecimentos, recursos e oportunidades necessários para a sua utilização, 3) a ansiedade em relação aos computadores, que é descrita como a apreensão, ou mesmo o medo, que um indivíduo tem em relação à possibilidade de ter de utilizar um computador, 4) a diversão em relação ao computador ou o prazer percebido, que é um fator baseado no ajustamento que se desenvolve com a experiência(14) .

Outros estudos acrescentaram outras dimensões à perceção da facilidade de utilização. A atratividade visual percebida ou a usabilidade da interface é um aspeto da facilidade de utilização do sistema, que permite ao pessoal interagir mais confortavelmente com os sistemas. Representa uma abordagem objetiva da avaliação da interface do utilizador(16, 18) . A escolha da interface pode fazer uma diferença significativa na experiência do utilizador(8) . Acredita-se que o que é belo é utilizável. Este ponto de vista realça a perceção da estética visual de um sistema interativo pelos utilizadores(18) . A usabilidade percebida da interface é influenciada pelas diferentes qualidades do sistema: "qualidade pragmática" (PQ) e "qualidade hedónica" (HQ). A qualidade pragmática responde às necessidades humanas de segurança, controlo e confiança. Refere-se à utilidade do sistema, expressa por caraterísticas do produto como "claro", "apoiante" e "controlável". A HQ responde às necessidades humanas de excitação (novidade/mudança) e orgulho (poder social, estatuto). Refere-se a aspectos de qualidade como "inovador", "excitante" e "exclusivo".

A perceção da PQ (por exemplo, "É controlável") e da HQ (por exemplo, "É excitante") do sistema é separada da sua atração global (por exemplo, "É bom")(19) .

Uma dificuldade em relação ao software em si é a presença de algumas inconsistências na interface do utilizador. Por exemplo, algumas das janelas pop-up são fechadas com o botão "Fechar", enquanto outras exigem que o utilizador clique em "Aceitar" ou "Guardar". Observou-se que os clínicos tinham alguma dificuldade em lembrar-se de qual delas utilizar quando usavam o redator de receitas ou a ferramenta ICD-9(20) . As percepções e a avaliação do indivíduo conduzirão, por sua vez, a consequências emocionais (por exemplo, prazer ou insatisfação) e comportamentais (por exemplo, aumento ou diminuição do tempo passado com o sistema)[(19)] . Por conseguinte, a escolha da interface do utilizador depende em grande medida dos requisitos do utilizador[(8)] .

Armadilhas na implementação de sistemas EMR

Podem ser classificados em problemas do utilizador e problemas técnicos. **Os problemas do utilizador** incluem atitudes negativas em relação aos computadores, uma vez que os clínicos podem ter receio de que os computadores sejam prejudiciais para a privacidade pessoal e profissional, bem como para a relação médico-doente[(11)] . As atitudes negativas em relação à informatização incluem: a atitude "demasiado ocupado para o valor", que resulta do sentimento de que é necessário demasiado tempo para aprender o sistema para o que os clínicos consideram ser o seu valor; a atitude "mostrem-me a prova", que resulta da relutância em depositar toda a confiança nos EMR devido à incerteza; a atitude "não gosto de computadores", que resulta da relutância em incorporar a assistência informática; e a atitude "curandeiro", que resulta da crença de que os sistemas EMR ameaçam a autoridade do clínico e interferem na relação clínico-doente ([21]).

O medo também está associado à resistência: medo de revelar ignorância, medo de uma disciplina imposta, medo da perda de tempo, medo de uma responsabilização indesejada e medo de novas exigências[(11, 22)] . A falta de perceção dos benefícios para os utilizadores que recolhem os dados é outro problema. Outros problemas incluem a falta de sistemas e de formação do pessoal para garantir a qualidade e a exaustividade dos dados, uma conceção inicial deficiente que limita as capacidades e o potencial de expansão, a dificuldade e complexidade dos sistemas e a falta de envolvimento do pessoal local na conceção e no teste dos sistemas[(8)] .

Entre os **problemas técnicos** contam-se a falta de sistemas de cópia de segurança em caso de perda do computador, a falta de segurança do sistema, que conduz a vírus e spyware, fontes de alimentação instáveis e falta de baterias de reserva, cópias de segurança de dados deficientes ou inadequadas, falta de pessoal de apoio técnico e/ou sistemas difíceis de manter[8, 22] .

Foi referido que as capacidades de interação do utilizador são cruciais para tornar os sistemas de EMR ferramentas clínicas eficazes em ambientes de cuidados de saúde[23] . Assim, a avaliação da interação do utilizador, das atitudes e da utilização do EMR fornecerá informações importantes que permitirão que o utilizador tenha mais voz na conceção e na prestação de serviços de saúde no hospital Al Slama. Os resultados do presente estudo ajudarão os gestores do hospital a planear a utilização máxima do sistema eletrónico no hospital.

OBJECTIVOS DA INVESTIGAÇÃO

Objetivo geral

O objetivo geral do estudo é investigar a aceitação das tecnologias da informação e descrever a experiência de utilização do Medica plus (registo médico eletrónico) entre os enfermeiros do hospital Al Slama, em Alexandria.

Objectivos específicos

1. Identificar a experiência do pessoal de enfermagem relativamente à utilização de computadores no hospital Al Slama.
2. Identificar a experiência do pessoal de enfermagem relativamente à utilização do Medica plus no hospital Al Slama.
3. Identificar a atitude do pessoal de enfermagem em relação ao Medica plus no hospital Al Slama.

MATERIAIS E MÉTODO

Contexto do estudo

Este estudo foi efectuado no Hospital Al Slama. Trata-se de um hospital privado afiliado ao grupo Andalosia. Dispõe de uma variedade de serviços, incluindo internamento, ambulatório, cuidados intensivos, cuidados coronários, cuidados neonatais e serviço de urgência. Tem um número relativamente elevado de médicos. Dispõe de um sistema de gestão eletrónica (EMR) chamado Medica Plus, concebido desde 2004, ano em que o hospital foi criado. O Medica Plus dispõe de várias utilidades, como a *visualização de* registos médicos, *documentação* e *pedidos*, como a prescrição eletrónica e o pedido de análises laboratoriais específicas. Existem terminais informáticos em todas as unidades clínicas para permitir que os médicos e os enfermeiros utilizem o Medica Plus no seu trabalho.

População do estudo

Este estudo recrutou pessoal de enfermagem de todos os serviços do hospital.

Conceção da investigação

Para atingir o objetivo do estudo, foi utilizado um desenho de investigação descritivo e transversal.

Tamanho da amostra

O questionário foi entregue a todos os enfermeiros que trabalham no hospital. O seu número é de 166, mas apenas 124 devolveram um questionário completo: a taxa de resposta foi de 74,7%.

Técnica e instrumento de recolha de dados

Foi utilizado um questionário estruturado auto-administrado como técnica de recolha de dados. O questionário era composto por 39 itens (ver o anexo). Os itens de 1 a 8 são dados sócio-demográficos. As perguntas de 9 a 15 são factores relacionados com o trabalho no hospital e informações gerais sobre a utilização do Medica plus, tais como a duração da utilização e a formação sobre a forma de o utilizar. A pergunta número

16 era uma pergunta aberta para identificar barreiras à utilização de Medica plus. As perguntas 17 a 22 avaliam as experiências informáticas dos enfermeiros, tais como experiência informática anterior, posse de computador em casa e no escritório, frequência de utilização diária do computador, capacidade de dactilografia, facilidade de introdução de dados e frequência de erros informáticos[1] .

O questionário também incluía itens do questionário Technology Acceptance Model 2 (TAM2)[24] . O questionário TAM2 é composto por 8 secções principais, mas apenas 5 delas eram aplicáveis ao presente estudo. Os itens do TAM2 utilizados no presente estudo incluíam a Utilidade Apercebida, definida como a probabilidade subjectiva de a utilização da tecnologia melhorar a forma como um utilizador pode realizar uma determinada tarefa; tem 4 itens representados por perguntas de 23 a 26. Facilidade de utilização percebida, definida como o grau em que uma pessoa acredita que a utilização de um determinado sistema seria isenta de esforço; tem 4 itens representados por perguntas de 27 a 30. A imagem relacionada com a utilização é definida como o grau em que a pessoa considera a utilização da tecnologia como um meio de melhorar o seu estatuto num grupo social; tem 3 itens representados pelas perguntas 31 a 33. Relevância para o trabalho, definida como a perceção do indivíduo sobre o grau de aplicabilidade da tecnologia ao seu trabalho; tem 2 itens representados pelas perguntas 34 e 35. Demonstrabilidade dos resultados, definida como a tangibilidade dos resultados da utilização da tecnologia; tem 4 itens representados pelas perguntas 36 a 39. Todos os itens do questionário TAM2 são classificados numa escala de Likert de 5 pontos, variando entre discordo totalmente= 1 e concordo totalmente= 5, exceto o item número 39, para o qual a pontuação foi invertida.

As secções do TAM2 relativas à intenção de utilização, à qualidade dos produtos e à norma subjectiva foram omitidas, uma vez que o Medica plus já estava a ser utilizado e, ao mesmo tempo, a utilização da Internet, referida na secção relativa à qualidade dos produtos, não é uma caraterística do Medica plus.

O questionário TAM2 foi traduzido e administrado em árabe.

Foi efectuado **um estudo-piloto** com 5% dos participantes no estudo. Não foram efectuadas quaisquer alterações ao questionário após o estudo-piloto.

Considerações éticas

- Todos os potenciais inquiridos foram claramente informados de que a participação no inquérito é voluntária e anónima.
- Foi obtido o consentimento dos enfermeiros.
- A confidencialidade foi mantida.

Análise estatística

Os dados foram analisados com recurso ao SPSS versão 17. Os dados foram apresentados matematicamente utilizando a frequência, a percentagem, a média e o desvio padrão. O teste de normalidade foi efectuado para o TAM2 e este não apresentou uma distribuição normal. Por conseguinte, foram efectuados testes não paramétricos como o teste de Mann-Whitney e o teste de Kruskal-Wallis. A correlação também foi calculada utilizando o teste de correlação rho de Spearman e o teste Eta.

RESULTADOS

Os resultados do presente estudo são apresentados em 4 partes:

Part I: Caraterísticas sociodemográficas e laborais da população em estudo.

Part II: Experiências dos enfermeiros no manuseamento de computadores e do Medica plus.

Part III: Atitudes dos enfermeiros em relação à Medica plus.

Part IV: Significância estatística e correlação entre as variáveis do estudo.

Part I: Caraterísticas sociodemográficas e laborais da população em estudo.

A tabela 1 apresenta as caraterísticas sociodemográficas e profissionais dos enfermeiros estudados no hospital Al Slama. Mostra que os enfermeiros estudados são maioritariamente do sexo feminino (88,52%), com idades compreendidas entre os 19 e os 55 anos, com uma média de 28,45 anos e um intervalo de 36 anos. Mostra também que o número de casados é quase igual ao dos solteiros e que ambos constituem a maioria dos enfermeiros estudados (50,94% e 47,16%, respetivamente). Menos de metade dos enfermeiros estudados possui um diploma de bacharelato (47,6%), enquanto 48,4% possuem formação diplomática e técnica. No que respeita à duração da licenciatura, a tabela mostra que mais de dois terços dos enfermeiros estudados (70,1%) se licenciaram num período de tempo inferior a 10 anos, enquanto 29,9% se licenciaram num período de tempo igual ou superior a 10 anos. Os serviços hospitalares mais representados neste estudo são o internamento (26,5%) e a unidade de cuidados intensivos (23,9%) e os serviços menos representados são a consulta externa e a administração de enfermagem (4,3% cada). Verifica-se que a maioria dos enfermeiros (83,8%) trabalha em média 8 horas. Menos de metade dos enfermeiros estudados (44,35%) tem uma experiência de trabalho no hospital que varia entre 4 e 6 anos.

Tabela (1): Caraterísticas sociodemográficas e profissionais dos enfermeiros estudados que trabalham no hospital Al Slama (Alexandria 2010).

Variáveis	*Frequência* (n=124)	
	Não.	%
Idade		
15-	46	37.10
25-	60	48.40
35-	14	11.30
45-55	4	3.20
Média +SD= 28,45+ 7,23	Gama= 55 -	19= 36
Género (n=122) Masculino	14	.1148
Feminino	108	88.52
Estado civil (n=106) Solteiro	54	50.94
Casado	50	47.17
Viúva	2	1.89
Nível de ensino (n=120) Diploma*	34	27.40
Nível técnico**	26	21.00
Bacharelato	59	47.60
Mestre	1	8.00
Duração após a garduação "em anos		
1- <10	87	70.10
10 -	24	19.40
20 - 35	13	10.50
Média + DP= 9,02 + 7,89	Gama=35 - 1=	= 34
Serviço hospitalar (n=117) Doente externo	5	.430
Em regime de internamento	31	26.50
OU	22	18.80

Emergência	14	.1190
UTI	28	23.90
CCU E NCU	12	10.30
Administração de enfermagem	5	.430
Número médio de horas de trabalho diário ≤ 8	104	83.80
12	20	16.20
Média + DP= 8,26 + 1,29	Gama= 12 - 3	= 9
Experiência de trabalho no hospital "em anos		
<2	35	28.20
2-	34	27.42
4-6	55	44.35
Média +SD= 3,32 + 2,08	Gama= 6 - 0,2= 5,8	

*** Um diploma de 3 anos após a escola preparatória.**

**** Um diploma de 2 anos após o ensino secundário.**

Part II: Experiências dos enfermeiros em relação aos computadores e ao Medica plus

A Tabela 2 apresenta as experiências dos enfermeiros no manuseamento de computadores. Mostra que cerca de dois terços dos enfermeiros estudados (66,9%) têm experiência anterior com computadores; e, ao mesmo tempo, 70% de todos os sujeitos têm um computador em casa. Relativamente ao número de utilizações diárias do computador, menos de dois terços (61,29%) utilizam-no num número que varia entre 1 e 3 vezes, enquanto 15,3% não o fazem. No que diz respeito à capacidade de escrever utilizando computadores, 66,9% dos enfermeiros classificaram-se como bons, enquanto apenas 3,2% se classificaram como maus. Relativamente à facilidade de introdução de dados, a maioria dos enfermeiros (89,5%) referiu facilidade de introdução de dados e apenas 10,5% referiu dificuldade de introdução de dados. Relativamente à ocorrência de erros na utilização do computador, apenas 2,4% referiram ter sempre erros, enquanto cerca de metade dos enfermeiros (50,8%)

referiram ter erros às vezes, em comparação com 46,8% que referiram raramente ter erros.

Tabela (2): Experiências de utilização de computadores entre os enfermeiros que trabalham no hospital Al Slama (Alexandria 2010).

Variáveis	***Frequência*** (n=124)	
	Não.	%
Experiência informática anterior Sim	83	66.90
Não	41	33.10
Ter um computador em casa Sim	88	71.00
Não	36	29.00
Número médio de utilizações diárias de computadores		
Não utilizador	19	15.30
1-	76	61.29
4-	26	20.96
>6	3	2.41
Capacidade de dactilografia através de computadores Boa	83	66.90
Moderado	37	29.80
Pobres	4	3.20
Facilidade de introdução de dados		
Fácil	111	89.50
Difícil	13	10.50
Erro na utilização do computador		
Sempre	3	2.40
Por vezes	63	50.80
Raramente	58	46.80

A Tabela 3 apresenta as experiências dos enfermeiros relativamente à utilização da Medica plus. Mostra que a maioria dos enfermeiros estudados (91,1%) recebeu formação inicial sobre como utilizar a Medica plus, em comparação com 8,9% que não receberam qualquer formação inicial. A formação inicial foi considerada suficiente por cerca de dois terços dos enfermeiros estudados (66,4%). A formação inicial foi avaliada como boa por dois terços dos enfermeiros estudados (66,4%), em comparação com 3,2% que a avaliaram como má. A tabela mostra que 66,93% dos enfermeiros mencionaram que não existe formação em serviço, em comparação com 33,1% que mencionaram a presença de formação em serviço. Relativamente aos anos de experiência no manuseamento da Medica plus, 45,96% dos enfermeiros têm uma experiência que varia entre 3 e 6 anos, enquanto 24,19% têm uma experiência inferior a 1 ano. A duração média da utilização da Medica Plus é de 3,28 anos. A tabela também mostra que as barreiras mais frequentemente referidas que impedem a utilização óptima da Medica plus são as falhas do sistema, mencionadas por 46,8% dos enfermeiros, seguidas da falta de tempo ou da carga de trabalho pesada, mencionadas por 35,5% dos enfermeiros. Uma pequena percentagem dos participantes referiu a dupla introdução de dados e a falta de formação (8,9% e 4%, respetivamente). Outros obstáculos foram referidos por 22,6% dos enfermeiros, enquanto cerca de um quarto dos enfermeiros (25,8%) não mencionou qualquer obstáculo.

Tabela (3): Experiências de contacto com a Medica plus entre os enfermeiros que trabalham no hospital Al Slama (Alexandria 2010).

Variáveis	***Frequência*** (n=124)	
	Não.	%
Receber formação inicial sobre a utilização do Medica plus		
Sim	113	91.10
Não	11	8.90
Suficiência da formação (n=113)* Suficiente	75	66.40
Não é suficiente	38	3360.
Avaliação da formação (n=113)* Bom	75	66.40
Média	34	30.10

Pobres	4	.350
Formação em serviço sobre a utilização do Medica plus Sim	41	33.10
Não	83	66.93
Duração média da utilização de Medica Plus "em anos		
<1	30	24.19
3-	37	29.83
6	57	45.96
Média +SD= 3,28 + 2,06	Gama= 6 - 0,08 = 5,92	
Barreiras à utilização de Medica plus		
Falha do sistema	58	46.80
Falta de tempo (carga de trabalho pesada)	44	35.50
Dupla entrada de dados	11	8.90
Falta de formação	5	4.00
Outros obstáculos	28	22.60
Sem barreiras	32	25.80

* Um certo número de 11 enfermeiros não recebeu qualquer formação Medica plus.

Part III: Atitudes dos enfermeiros face à Medica plus

O quadro 4 ilustra a perceção da utilidade da Medica plus pelos enfermeiros do hospital Al Slama. Mostra que a maioria dos enfermeiros estudados tem a perceção de que a Medica plus aumenta a sua produtividade (58,1% deles têm uma concordância global com uma média de 3,55), melhora a sua qualidade de cuidados (58,1% deles têm uma concordância global com uma média de 3,54), aumenta a sua eficácia (63,7% deles têm uma concordância global com uma média de 3,72) e é útil no seu trabalho (87,1% deles têm uma concordância global com uma média de 4,20). A média da pontuação total da atitude para a perceção da utilidade é de 15,02. O valor global desta dimensão na escala de Likert de 5 pontos foi de 3,75, que varia entre neutro e concordo.

Tabela (4): Utilidade percebida do Medica plus entre os enfermeiros que trabalham no hospital Al Slama (Alexandria 2010).

Variáveis	Concordo totalmente	Concordar	Neutro	Não concordo	Discordo totalmente	Média ±SD
Medica plus poderia aumentar a minha produtividade.	(31)25.0 %	(41)33.1 %	(25)20.2 %	(20)16.1 %	(7) 5.6%	3.55±1.191
A Medica plus poderia melhorar a qualidade dos cuidados que presto.	(30)24.2 %	(42)33.9 %	(25)20.2 %	(19)15.5 %	(8)6.5 %	3.54±1.198
Medica plus poderia aumentar a minha eficácia.	(37)29.8 %	(42)33.9 %	(23)18.5 %	(18)14.5 %	(4)3.2 %	3.72±1.135
Medica plus poderia ser útil no meu trabalho.	(48)38.7 %	(60)48.4 %	(11)8.9 %	(3)2.4 %	(2)1.6 %	4.20±0.826
Média ±SD= 15,02±3,63 Valor da dimensão na escala de Likert=3,75	mínimo=		4máximo=20			

O Quadro 5 ilustra a perceção da facilidade de utilização da Medica plus pelos enfermeiros do hospital Al Slama. Mostra que a maioria dos enfermeiros estudados considera que o Medica Plus é claro e compreensível, com uma concordância global de 87,9% e uma média de 4,25. Além disso, 79% dos enfermeiros consideram que o Medica plus é fácil de utilizar, com uma média de 4,1. Mais de dois terços dos enfermeiros notaram que o Medica plus não requer muito esforço mental, com uma concordância global de 70,2% e uma média de 3,86. 49,2% dos enfermeiros concordaram que o Medica plus faz o que os enfermeiros querem que ele faça, com uma média de 3,37. Vale a pena mencionar que os enfermeiros com a pontuação mais baixa na secção da perceção da facilidade de utilização obtiveram um mínimo de 6 em 20. A média da pontuação total da atitude para a perceção da facilidade de utilização é de 15,59. O valor global desta dimensão na escala de Likert de 5 pontos foi de 3,9, o que significa quase concordar com ela.

Tabela (5): Facilidade de utilização percebida do Medica plus entre os enfermeiros que trabalham no hospital Al Slama (Alexandria 2010).

Variáveis	Concordo totalmente	De acordo	Neutro	Não concordo	Discordo totalmente	Média ±SD

A minha interação com a Medica plus é clara e compreensível.	(54)43.5 %	(55)44.4 %	(10)8.1 %	(3)1.5 %	(2)1.6 %	4.25±0.834
Medica plus é fácil de utilizar.	(51)41.1 %	(47)37..9 %	(17)13.7 %	(6)4.8 %	(3)2.4 %	4.10±0.977
A interação com o Medica plus não exige muito esforço mental.	(41)33.1 %	(46)37.1 %	(18)14.5 %	(17)13.7 %	(2)1.6 %	3.86±1.076
É fácil conseguir que a Medica plus faça o que eu quero que faça.	(29)23.4 %	(32)25.8 %	(26)21.0 %	(30)24.2 %	(7)5.6 %	3.37±1.24
Média ±SD= 15,59 ±3,14 Valor da dimensão na escala de Likert=3,9	mínimo= 6		máximo =20			

A Tabela 6 ilustra a imagem associada à utilização da Medica plus entre os enfermeiros do hospital Al Slama. Mostra que a maioria dos enfermeiros estudados percepciona a Medica plus como um símbolo de estatuto, com uma concordância global de 82,3% e uma média de 4,25. Além disso, 74,2% dos enfermeiros concordaram e concordaram fortemente que a utilização da Medica plus os torna mais prestigiados do que aqueles que não a utilizam, com uma média de 4,09. Três quartos dos enfermeiros (75%) concordaram e concordaram fortemente que aqueles que utilizam a Medica plus têm um perfil elevado, com uma média de 4,04. É de salientar que os enfermeiros com a pontuação mais baixa na secção da imagem associada à utilização obtiveram um mínimo de 5 em 15. A média da pontuação total da atitude para a imagem associada à utilização da Medica plus é de 12,37. O valor global desta dimensão na escala de Likert de 5 pontos foi de 4,1, o que significa que concordam com ela.

Tabela (6): Imagem associada à utilização do Medica plus entre os enfermeiros que trabalham no hospital Al Slama (Alexandria 2010).

Variáveis	Concordo fortemente	Concordo	Neutro	Não concordo	Discordar fortemente	**Média ±SD**
Ter Medica plus é um símbolo de estatuto.	(61)49.2 %	(41)33.1 %	(15)12.1 %	(6)4.8 %	(1).8 %	4.25±0.907
Os médicos que utilizam a Medica plus têm mais prestígio do que aqueles que não a utilizam.	(61)49.2 %	(31)25.0 %	(16)12.9 %	(14)11.3 %	(2)1.6 %	4.09±1.104

Os médicos que utilizam a Medica plus têm um perfil elevado.	(55)44.4 %	(38)30.6 %	(15)12.1 %	(13)10.5 %	(3)2.4 %	4.04±1.09
Média ± DP= 12,37±2,57 Valor da dimensão na escala de Likert= 4,1	mínimo= 5		máximo	= 15		

A Tabela 7 ilustra a relevância profissional do Medica Plus para os enfermeiros do hospital Al Slama. Mostra que mais de metade dos enfermeiros estudados consideram o Medica Plus relevante para os cuidados que prestam, com uma concordância global de 55,9% e uma média de 3,81. Além disso, 46,2% dos enfermeiros concordaram e concordaram fortemente que a utilização do Medica Plus é importante para os cuidados que prestam, com uma média de 3,58. A média da pontuação total da atitude para a relevância do trabalho é de 7,40. O valor global desta dimensão na escala de Likert de 5 pontos foi de

3,7, que varia entre a neutralidade e a concordância.

Tabela (7): Relevância profissional do Medica plus entre os enfermeiros que trabalham no hospital Al Slama (Alexandria 2010).

Variáveis	Concordo fortemente	De acordo	Neutro	Não concordo	Discordar fortemente	**Média ±SD**
A utilização da Medica plus é relevante para a prestação dos cuidados de saúde que presto.	**(40)19.6 %**	**(45)36.3 %**	**(18)14.5%**	**(18)14.5 %**	**(3)2.4 %**	3.81±1.**114**
A utilização da Medica plus é importante para a prestação dos cuidados de saúde que presto.	**(33)26.6 %**	**(40)19.6 %**	**(21)16.9%**	**(27)21.8 %**	**(3)2.4 %**	3.58±1.**168**
Média ± DP= 7,40±2,13 Valor da dimensão na escala de Likert= 3,7	mínimo= 2		máximo=10			

A Tabela 8 ilustra os resultados da Demonstrabilidade da Medica Plus entre os enfermeiros do hospital Al Slama. Mostra que 37,9% dos enfermeiros discordam globalmente que a utilização de Medica Plus reduz o custo dos cuidados que prestam, enquanto 41,1% dos enfermeiros concordam globalmente que a utilização de Medica Plus reduz o custo dos cuidados, com uma média de 3,10. Mais de três quartos dos enfermeiros (75,8%) concordaram globalmente com o facto de poderem comunicar as consequências da utilização de Medica Plus a outras pessoas, com uma média de 3,89. Além disso, mais de três quartos dos enfermeiros (77,4%) concordam que os resultados da utilização de Medica plus são visíveis para eles, com uma média de 3,99. Mais de metade dos enfermeiros estudados (53,2%) discordaram ou discordaram fortemente de que têm dificuldade em explicar se a utilização da Medica plus é útil ou não, em comparação com 27,4% que não tinham a certeza disso. Entretanto, menos de um quinto (19,3%) dos enfermeiros concordaram ou concordaram fortemente que tinham dificuldade em explicar se a utilização da Medica plus é útil, com uma média de 3,43. A média da pontuação total da atitude para o resultado

a demonstrabilidade é de 14,42. O valor global desta dimensão na escala de Likert de 5 pontos foi de 3,6, o que varia entre ser neutro e concordar com ela.

Tabela (8): Resultado da Demonstrabilidade do Medica plus entre os enfermeiros que trabalham no hospital Al Slama (Alexandria 2010).

Variáveis	Concordo fortemente	Concordo	Neutro	Não concordo	Discordar fortemente	Média ±SD
A Medica plus poderia reduzir o custo dos cuidados de saúde que presto.	(19)15.3 %	(32)25.8 %	(26)21. 0 %	(37)29.8 %	(10)8.1 %	3.10±1.221
Penso que poderia comunicar aos outros as consequências da utilização de Medica plus.	(35)28.2 %	(59)47.6 %	(14)11.3 %	(14)11.3 %	(2)1.6 %	3.89±0.99
Os resultados da utilização do Medica plus são evidentes para mim.	(36)29. 0 %	(60)48.4 %	(21)16.9 %	(5)4. 0 %	(2)1.6 %	3.99±0.878
Teria dificuldade em explicar porque é que a utilização de Medica plus pode ou não ser benéfica.	(6)4.8 %	(18)14.5 %	(34)27.4 %	(48)38.7 %	(18)14.5 %	3.43±1.061
Média ±SD= 14,42±2,92 Valor da dimensão na escala de Likert= 3,6	mínimo= 4		máximo=20			

Parte IV Significância estatística e correlação entre as variáveis do estudo

A Tabela 9 apresenta a significância estatística entre a pontuação total da atitude TAM2 relativamente à utilização do Medica plus entre os enfermeiros que trabalham no hospital Al Slama (Alexandria 2010) e as variáveis qualitativas. Esta tabela mostra que não foi encontrada qualquer diferença estatística significativa entre a pontuação total da atitude TAM2 em relação ao Medica plus e o género, o estado civil, o grau científico, o departamento hospitalar, a formação inicial sobre a utilização do Medica plus, a experiência anterior com computadores e o erro na utilização de computadores. Foi encontrada uma diferença estatística significativa entre a capacidade de dactilografia com o computador e a pontuação total da atitude TAM2 em relação ao Medica Plus (KW=2, p=.003); por outras palavras, aqueles que sabem dactilografar melhor têm atitudes mais positivas em relação ao Medica Plus do que aqueles que não sabem. Foi encontrada uma diferença estatística significativa entre a facilidade de introdução de dados e a pontuação total da atitude TAM2 em relação ao Medica Plus (Z=2,155, p=,031); isto significa que as pessoas que conseguem introduzir dados facilmente têm atitudes mais positivas em relação ao Medica Plus do que as que têm dificuldades na introdução de dados.

Tabela (9): A significância estatística entre a pontuação total da atitude TAM2 em relação à utilização do Medica plus entre os enfermeiros que trabalham no hospital Al Slama (Alexandria 2010) e as variáveis qualitativas.

Variáveis	**TAM2 Pontuação total de atitudes ≠**	
	χ	p
Género Z	**0.064**	**.969**
Estado civil KW	**2.130**	**.345**
Grau científico KW	**6.408**	**.171**
Serviço hospitalar KW	**7.185**	**.410**
Ter formação inicial sobre a utilização do Medica plus Z	**1.490**	**.136**

Experiência informática anterior Z	**.090**	**.928**
Ter um computador em casa Z	**2.162***	**.031**
Capacidade de dactilografia em computador KW	**2****	**.003**
Facilidade de introdução de dados Z	**2.155***	**.031**
Erro na utilização do computador KW	**2.177**	**.337**

≠ Pontuação máxima total da atitude= 85 ($\chi \pm$ DP= 64,83 ± 11,55), Z= Teste de Mann-Whitney, KW= Teste de Kruskal-Wallis, **Valor significativo ao nível de 0,01, *Valor significativo ao nível de 0,05.

A Tabela 10 mostra a correlação entre as variáveis do estudo. Não foi encontrada qualquer correlação entre a pontuação total da atitude TAM2 em relação ao Medica plus e o número de horas de trabalho diárias. Foi encontrada uma correlação positiva entre a idade e a pontuação total da atitude TAM2 em relação ao Medica plus (rs=.200, p=.026), ou seja, os enfermeiros mais velhos têm atitudes mais positivas em relação ao Medica plus do que os enfermeiros mais novos. A duração do tempo após a licenciatura foi correlacionada positivamente com a pontuação total da atitude TAM2 em relação ao Medica plus (rs=.200, p=.026); isto significa que quanto mais tempo decorre após a licenciatura, mais os enfermeiros têm atitudes positivas em relação ao Medica plus. Foi encontrada uma forte correlação positiva entre a duração da utilização do Medica plus, a experiência de trabalho no hospital e a pontuação total da atitude TAM2 em relação ao Medica plus (rs=.258, p=.004) e (rs=.255, p=.004), respetivamente. Isto significa que quanto maior for a duração da experiência de trabalho no hospital e quanto mais os enfermeiros utilizarem o sistema, mais terão atitudes positivas.

Tabela (10): A correlação entre a pontuação total da atitude TAM2 relativamente à utilização do Medica plus entre os enfermeiros que trabalham no hospital Al Slama (Alexandria 2010) e as variáveis quantitativas.

Variáveis	TAM2 Pontuação total da atitude	
	Coeficiente de correlação	p
Idade (em anos) rs	**.200***	**.026**
Género Z	**.064**	**.969**
Duração após a licenciatura (em anos) rs	**.194***	**.031**
Duração da utilização da Medica plus (em anos) rs	**.258****	**.004**
Horas de trabalho diárias rs	**.007**	**.943**
Experiência profissional no hospital (em anos) rs	**.255****	**.004**

rs = correlação de Spearman's rho, **Valor significativo ao nível de 0,01, *Valor significativo ao nível de 0,05.

DISCUSSÃO

A usabilidade informática centra-se principalmente na realização eficiente de tarefas e objectivos, bem como no processamento cognitivo da informação envolvida[(18)]. O presente estudo teve como objetivo abordar a aceitação da tecnologia entre os enfermeiros dos cuidados de saúde através da avaliação dos aspectos instrumentais da usabilidade dos EMR, tais como a utilidade e a facilidade de utilização.

No estudo atual, os enfermeiros apresentaram uma pontuação total de atitude relativamente elevada (pontuação média total de 64,83 ± 11,55 num máximo de 85) (ver quadro 9), indicando as suas atitudes positivas em relação ao Medica plus. Este resultado é consistente com um estudo anterior semelhante efectuado com enfermeiros croatas, que produziu uma pontuação total de 120±15 num máximo de 150[(25)].

A resistência do utilizador final e os baixos níveis de literacia informática entre os clínicos são identificados como uma das barreiras mais importantes nos cuidados de saúde[(26)]. Este ponto de vista não é apoiado pelos resultados do presente estudo. Isto pode ser explicado pelo facto de a maioria dos enfermeiros do presente estudo (91,1%) (ver quadro 3) já ter recebido formação inicial sobre como utilizar o Medica plus antes de lhes ser pedido que o utilizassem no seu trabalho. Outra explicação possível é que os enfermeiros do estudo atual podem ter sobrestimado a sua capacidade de utilização do computador. No entanto, no estudo atual, não foi encontrada qualquer diferença estatisticamente significativa entre a formação e as atitudes TAM2 (ver quadro 9). Este resultado está de acordo com os relatórios de um estudo anterior que avaliou o TAM no contexto profissional dos enfermeiros. Esse estudo revelou que a aceitação e a utilização do computador pelos enfermeiros são afectadas pela sua perceção da utilidade do computador e não pela formação ministrada[(27)]. Relativamente ao efeito da formação recebida, verificado no presente estudo e no anterior, estes resultados são inconsistentes com um estudo que envolveu amostras de médicos e que revelou a presença de atitudes mais favoráveis em relação aos computadores nos cuidados de saúde nos participantes que tinham formação prévia em informática e um maior conhecimento dos conceitos informáticos[(28)]. Esta diferença deve-se, provavelmente, ao facto de os dois centros médicos académicos onde foi realizado o estudo sobre as atitudes dos médicos se encontrarem na fase inicial de implantação de sistemas de informação clínica, enquanto no presente estudo o EMR já se encontrava implantado e em utilização.

O estudo atual mostrou que os enfermeiros mais velhos têm atitudes mais positivas em relação à utilização do Medica plus do que os enfermeiros mais novos (ver quadro 10). Este resultado não é consistente com os resultados de um estudo anterior efectuado na Croácia, que revelou que os enfermeiros mais jovens têm atitudes mais positivas em relação aos computadores[(25)] . Esta diferença pode ser explicada pelo facto de os enfermeiros mais velhos do presente estudo terem um diploma de bacharelato (ver quadro 1) e estarem familiarizados com a língua do sistema, uma vez que alguns enfermeiros (mais jovens) referiram que a língua inglesa do sistema dificulta a utilização do mesmo (ver quadro 3, outras barreiras).

O estudo atual não produziu qualquer diferença estatística significativa entre o grau científico e os departamentos clínicos (ver quadro 9). Este resultado não é consistente com o estudo croata anterior que indicou que os enfermeiros da UCI e os enfermeiros com um grau de bacharelato tinham atitudes mais positivas relativamente à utilização de computadores nos cuidados de saúde[(25)] . Isto pode ser explicado pelo facto de, no presente estudo, todos os enfermeiros com vários graus científicos e de vários departamentos encontrarem barreiras na sua utilização do Medica plus que não têm mais ou menos qualquer relação com a educação ou o local de trabalho. Por exemplo, a maioria dos enfermeiros (82,3%) depara-se com falhas no sistema, carga de trabalho e falta de tempo (ver quadro 3).

O presente estudo revelou que a duração do tempo após a licenciatura estava positivamente correlacionada com as atitudes TAM2 de utilização do Medica plus (ver quadro 10). Este facto é corroborado pelo que foi mencionado anteriormente, ou seja, que os enfermeiros mais velhos têm uma atitude mais positiva em relação ao Medica Plus do que os mais novos. Isto significa que quanto maior for a duração da licenciatura e quanto mais velho for o enfermeiro, mais positiva é a sua atitude. Relativamente à experiência de trabalho no hospital, foi encontrada uma correlação positiva entre a duração da experiência de trabalho no hospital e a pontuação total da atitude TAM2. Por outras palavras, trabalhar mais tempo no sistema leva a mais experiência, o que, por sua vez, afecta a aceitação do sistema e resulta em atitudes mais positivas.

No presente estudo, foi encontrada uma diferença estatística significativa entre a capacidade de dactilografia e a TAM2 (ver quadro 9), ou seja, quanto melhor a capacidade de dactilografia, mais positivas são as atitudes. Este facto é consistente com um estudo anterior que indicou que a relação entre a experiência de dactilografia e a reação global do utilizador em relação aos RME era significativa[(1)] . Esta constatação pode ser justificada pelos resultados de um estudo anterior realizado nos EUA por Lopez e Manson (1997), que provou que a confiança na capacidade de utilizar o computador, ou a chamada auto-eficácia informática, está positivamente correlacionada com a perceção de utilidade[(29)] . Isto também pode ser uma justificação para a diferença estatística encontrada entre a TAM2 e a facilidade de introdução de dados revelada pelos resultados do estudo atual (ver quadro 9).

Embora quase metade da população de enfermeiros do presente estudo tivesse

atitudes positivas em relação aos computadores nos cuidados de saúde 'com base na concordância global com cada afirmação, somando a percentagem de concordo fortemente à percentagem de concordo (ver quadros 4-8)'; os enfermeiros encontraram um grande conjunto de obstáculos durante a sua utilização do Medica plus (ver quadro 3). A barreira mais frequentemente referida foi a falha do sistema, por ser lento, por perder os dados introduzidos depois de guardados, por ser inflexível na introdução dos dados pretendidos pelos enfermeiros e por ter um número limitado de computadores antigos. A falta de tempo e a carga de trabalho pesada também foram referidas como obstáculos à utilização do Medica plus. Muitos participantes referiram que o tempo deveria ser dedicado aos cuidados dos doentes e não a lidar com um sistema que consome muito tempo. Estes resultados reflectem a necessidade de uma liderança forte que empregue abordagens específicas para ultrapassar essas barreiras e as reacções emocionais negativas que daí possam advir. Estes esforços são necessários para mostrar total apoio e empenhamento num processo de implementação bem sucedido de

Medica plus.

Os resultados do presente estudo são consistentes com estudos anteriores que utilizaram profissionais de saúde como banco de ensaio. No estudo atual, cerca de metade dos enfermeiros concordaram ou concordaram fortemente com os itens de utilidade percebida, facilidade de utilização percebida, imagem associada à utilização e demonstrabilidade dos resultados que implicariam a aceitação do computador (ver quadros 4-8). Estes resultados estão de acordo com os resultados de investigações semelhantes. Nesta perspetiva, um estudo anterior revelou que a utilidade percebida e a facilidade de utilização actuam como fortes mediadores da utilização do computador[30] . Além disso, em consonância com os resultados do presente estudo, foi referido num estudo semelhante que a perceção de utilidade pelos clínicos tinha um efeito significativo na aceitação do computador nos cuidados de saúde. No mesmo estudo, a perceção da facilidade de utilização, a imagem associada à utilização, a relevância para o trabalho e a demonstrabilidade dos resultados não se influenciaram mutuamente(24) .

Limitações do estudo

Uma das limitações do presente estudo é que a ferramenta traduzida para árabe, embora válida e fiável numa versão ocidental, não foi testada quanto à sua validade e fiabilidade após a tradução. Outra limitação é o facto de outros aspectos da utilização do sistema, como os formulários não utilizados, não terem sido avaliados ou associados aos itens do TAM2. Ainda há mais questões em aberto sobre a forma como os enfermeiros lidam com os problemas técnicos do Medica plus, as suas reacções emocionais associadas a esses problemas e as consequências que podem advir da utilização da tecnologia, como a rotação do pessoal. Assim, está aberto o caminho para mais investigações que permitam compreender e, por conseguinte, melhorar a adoção e a utilização do Medica plus pelos enfermeiros.

CONCLUSÃO

Com base nos resultados do presente estudo, conclui-se o seguinte

- Cerca de metade dos enfermeiros do hospital de Al Slama concordaram globalmente com os itens do TAM2 que indicam a aceitação da tecnologia.

- A aceitação da Medica plus entre os enfermeiros é dificultada por muitas barreiras, tais como falhas no sistema, falta de tempo e de formação.

- Os enfermeiros mais velhos têm uma atitude mais positiva em relação à Medica plus do que os enfermeiros mais novos.

- Quanto maior for o tempo passado após a licenciatura, mais os enfermeiros têm uma atitude positiva em relação à Medica plus.

- Quanto maior for a duração da experiência de trabalho no hospital e quanto mais os enfermeiros utilizarem o sistema, mais terão atitudes positivas.

- Uma boa capacidade de dactilografia conduz a atitudes mais positivas em relação ao Medica plus.

- A facilidade de introdução de dados conduz a atitudes mais positivas em relação à Medica plus.

RECOMENDAÇÕES

As implicações práticas para maximizar a aceitação e a utilização do Medica plus podem ser deduzidas dos resultados do presente estudo. As principais recomendações são as seguintes:

- É necessário continuar a melhorar o sistema automatizado "Medica plus", a fim de ultrapassar os seus defeitos:

- Instalação de novas máquinas.

- Disponibilização de terminais em número adequado nas áreas de prestação de cuidados aos doentes.

- Melhorar a capacidade do servidor aumentando a sua memória RAM e dotando-o de um software antivírus potente para evitar a lentidão e o encerramento inesperado.

- É necessário proporcionar formação em serviço a todos os enfermeiros sobre a forma de otimizar a utilização do sistema.

- É necessário aumentar o número de enfermeiros para diminuir a carga de trabalho e permitir mais tempo para lidar com a Medica plus.

- Sugere-se a realização de mais investigação para avaliar o grau de utilização do Medica plus e associá-lo às atitudes de aceitação da tecnologia.

RESUMO

Os sistemas automatizados, como os EMR, são utilizados para melhorar a qualidade e a eficiência dos cuidados de saúde. Apesar dos seus benefícios imediatos e da melhoria da eficiência temporal, os obstáculos à adoção dos EMR continuam a ser elevados e o seu crescimento é lento. Este estudo teve como objetivo avaliar a aceitação das tecnologias da informação e a experiência de utilização do Medica plus entre os enfermeiros do hospital Al Slama, em Alexandria. De um total de 166 enfermeiros, 124 preencheram o questionário auto-administrado. O questionário foi traduzido para árabe e era composto por 39 itens; 23 deles eram 5 secções do questionário TAM2, enquanto os restantes itens abordavam as caraterísticas sociodemográficas e profissionais dos enfermeiros estudados, bem como a sua experiência de utilização de computadores e do Medica plus. Cerca de metade dos enfermeiros estudados concordaram ou concordaram fortemente com os itens relativos à perceção de utilidade, perceção de facilidade de utilização, imagem associada à utilização, relevância para o trabalho e demonstrabilidade dos resultados. A falha do sistema, a falta de tempo e a formação foram identificadas como barreiras à utilização do Medica plus. Foram encontradas correlações entre o TAM2 e outras variáveis do estudo, como a idade e a duração do trabalho no hospital. Recomenda-se à direção do hospital que melhore as funcionalidades do sistema, forneça formação em serviço e aumente o número de funcionários, a fim de otimizar a utilização do sistema.

REFERÊNCIAS

1. Al-Azmi SF, Al-Enezi N, Chowdhury RqI. Prática profissional e inovação: Atitudes dos utilizadores em relação a um sistema de registo médico eletrónico e seus correlatos: uma análise multivariada. Health Information Management Journal. 2009;38(2):33-41.

2. Galt KA, Siracuse MV, Rule AM, Clark BE, Taylor W. Physician Use of Hand-held Computers for Drug Information and Prescribing. Advances in Patient Safety.4:93-108 .Disponível em: www.ahrq.gov/downloads/pub/advances/vol4/Galt.pdf

3. Anderson JG. Social, ethical and legal barriers to E-health. international journal of medical informatics. 2007 76:480-3.

4. Intellicure: Aproveitar a tecnologia para os cuidados de saúde. O que é um registo médico eletrónico (EMR)? [base de dados na Internet]. [citado em 13/5/2010]. Disponível em: http://www.intellicure.com/Index/Definition EMR.aspx.

5. Organização de Bioinformática. Registos Médicos Electrónicos [base de dados na Internet]. 2009 [citado 13/5/2010]. Disponível em:

http://www.biomformatics.org/forums/forum.php?forum id=7118.

6. Casperson KL. Lições sobre o registo médico eletrónico (EMR) na criação de uma clínica EMR. NARHC - Apresentação EMR. Disponível em:

http://healthit.ahrq.gov/portal/server.pt/gateway/PTARGS 0 3882 890599 0 0 18/Electronic%20Medical%20Record%20(EMR)%20-

%20Lessons%20in%20Setting%>20up%20an%20EMR%20Clinic.pdf,

7. Snyder MH. Reunião da primavera de junho da SOA 2005 - 65SEM, Seminário sobre registos médicos electrónicos: Impacto nos fornecedores. Kaiser Permanente Health connect: Mid-Atlantic Permanente Medical Group; 2005 Disponível em: http://www.soa.org/files/pdf/065 bk-health05.pdf .|

8. Fraser HS, Biondich P, Moodley D, Choi S, Mamlin BW, Szolovits P. Implementing electronic medical record systems in developing countries. Informatics in Primary Care. 2005;13:83-95.

9. Levy B. Evolving to Clinical Terminology (Evolução para a Terminologia Clínica). Journal of Healthcare Information Management.2004,18(3).

10. Dlugacz YD, Siegel C, Fischer S. Physician/Computer Interaction (Interação médico/computador). IEEE. 1981:797-803.

11. Valenta AL, Wigger U. Early Results of User Profiles: Physicians' Opinions on the Use of Information Technology :Health Information Management School of Biomedical and Health

Information Sciences; The University of Illinois at Chicago , Illinois, Disponível em: http://www.ncbi.nlm.nih.gOv/pmc/articles/PMC2233076/pdf/procamiaafs00002-0102.pdf .| 12. McDonald CJ. Another View. Journal of the American Medical Informatics Association.

1997;4(3):213-21.

13. Fung CH, Woods JN, Asch SM, Glassman P, Doebbeling BN. Variation in Implementation and Use of Computerized Clinical Reminders in an Integrated Healthcare System (Variação na Implementação e Utilização de Lembretes Clínicos Computorizados num Sistema Integrado de Cuidados de Saúde). Am J Manag Care. 2004;10(part 2):878-85.

14. Bertrand M, Bouchard S. Applying The Technology Acceptance Model To Vr With People Who Are Favorable To ITs Use. Journal o f Cyber Therapy & Rehabilitation. 2008, 1(2).

15. Bertrand M ,Bouchard S. Applying The Technology Acceptance Model To Vr With People Who Are Favorable To Its Use. Journal of Cyber Therapy & Rehabilitation. 2008;1(2):200- 10.

16. Acton T, Golden W. Active Screen Space Maximisation On Small Devices. Galway: Dept of Accountancy & Finance; National University of Ireland, Disponível em: http://vmserver14.nuigalway.ie/xmlui/bitstream/handle/10379/78/Acton%20et%20al%20Co llecter%202004%20Usability%20and%20small%20screen.pdf7sequence=1.

17. Ramayah T, Jaafar M. Technology Usage Among construction Students: The Moderating Role of Gender. Journal of Construction in Developing Countries. 2008;13(1):63-77.

18. Mahlke S. Understanding users' experience of interaction (Compreender a experiência de interação dos utilizadores). Berlim, Alemanha: Centro de Sistemas Homem-Máquina da

Universidade de Tecnologia de Berlim, Disponível em: http://citeseerx.ist.psu.edu/viewdoc/download?doi=10.1.1.87.9890&rep=rep1&type=pdf .|.

19. Hassenzahl M, Kekez R, Burmester M, editores. A importância da qualidade pragmática de um software depende dos modos de utilização. 6ª conferência internacional sobre Work With Display Units 2002; Berlim: ERGONOMIC Institut fur Arbeits- und Sozialforschung. Disponível em: www.marc-hassenzahl.de/pdfs/WWDU02 Hassenzahl print.pdf.

20. Fraser GM. Voluntários em Medicina: Relatório do Projeto de Implementação do EMR da Clínica das Cascatas. Oregon: Bend; 2004 Disponível em:

http://kuscholarworks.ku.edu/dspace/bitstream/1808/6123/1/Bittaye,%20Annie%20EMGT %20Field%20Project.pdf

21. Valenta AL. At the Interface - Clinicians and Decision Suppor t Systems (Na Interface - Clínicos e Sistemas de Apoio à Decisão): Departamento de Ciências da Informação Biomédica e da Saúde, Faculdade de Ciências da Saúde Aplicadas, Universidade de Illinois em Chicago; 2006.

22. Pounds C. Electronic Medical Records Barriers and Progress in the United States: Relatório IESE SANIT; dezembro de 2004. Disponível em:

http://web.iese.edu/mba/health/Master/Reports/Rep03 EMR nos EUA.pdf

23. Gadd CS, Baskaran P, Lobach DF. Identification of Design Features to Enhance Utilization and Acceptance of Systems for Internet-based Decision Support at the Point of Care (Identificação de caraterísticas de conceção para melhorar a utilização e a aceitação de sistemas de apoio à decisão baseados na Internet no local de prestação de cuidados). Centro Médico da Universidade de Duke, Durham, NC. Disponível em: http://www.ncbi.nlm.nih.gov/pubmed/9929188.

24. Chismar WG, Wiley-Patton S. Does the Extended Technology Acceptance Model Apply to Physicians: Actas da 36ª Conferência Internacional do Hawaii sobre Ciências de Sistemas; 2003. Disponível em:

http://citeseerx.ist.psu.edu/viewdoc/download?doi=10.1.1.10.4648&rep=rep1&type=pdf .|

25. Gordana Brumini IK, Zombori D, Luliæ I, Petroveèki M. Nurses' Attitudes towards Computers:

Cross Sectional Questionnaire Study. Croat Med J. 2005;46(1):101-4.

26. Daim TU, Tarman RT, Basoglu N, editores. Exploring Barriers To Innovation Diffusion In Health Care Service Organizations: An Issue For Effective Integration Of Service Architecture And Information Technologies. Actas da 41ª Conferência Internacional do Havai sobre Ciências de Sistemas; 2008. Disponível em:

http://citeseerx.ist.psu.edu/viewdoc/download?doi=10&1.1.118.4102.rep=rep1&type=pdf.

27. Jayasuriya R. Determinants of microcomputer technology use: implications for education and training of health staff. International Journal of Medical Informatics. 1998;50:187-94.

28. Detmer WM, Friedman CP. Academic Physicians' Assessment of the Effects of Computers on Health Care: Stanford University School of Medicine.|Disponível em: http://people.virginia.edu/~wmd4n/papers/WMD-SCAMC94.pdf

29. Lopez DA, Manson DP. A Study Of Individual Computer Self-Efficacy And Perceived Usefulness Of The Empowered Desktop Information System. 1997;Fall:83-92.

30. Heijden Hvd. Factores que influenciam a utilização de sítios Web: The Case of a Generic Portal in the Netherlands. Bled, Eslovénia: 14ª Conferência de Comércio Eletrónico de Bled; 2001.

Apêndice

Tabela (9): Média geral das atitudes de utilização do Medica plus entre os enfermeiros que trabalham no hospital Al Slamah (Alexandria 2010). (n=124)

Itens TAM2	Mínimo e máximo	Média	Percentagem média
Utilidade percebida	mínimo=4 máximo=20	Média ±SD= 15,02 ±3,63	21.17
Facilidade de utilização percebida	mínimo=6 máximo=20	Média ±SD= 15,59 ±3,14	24.05
Imagem associada à utilização	mínimo=5 máximo= 15	Média ±SD= 12,37±2,57	19.08
Relevância do trabalho	mínimo=2 máximo=10	Média ±SD= 7,40±2,13	11.41
Demonstrabilidade dos resultados	mínimo=4 máximo=20	Média ±SD= 14,42±2,92	22.24
Média total da escala de atitudes	mínimo=29 máximo=85	Média ±SD= 64,83 ±11,55	

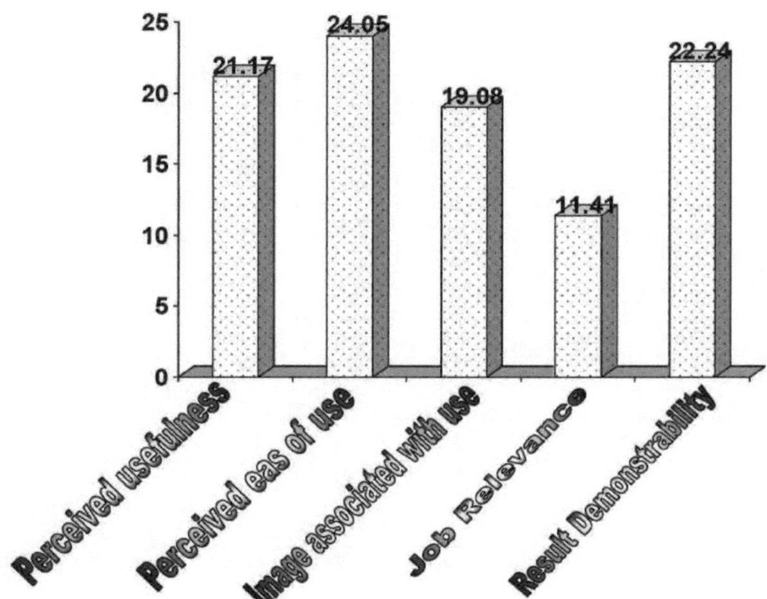

Figura (2): Percentagem média global das atitudes de utilização da Medica plus entre os enfermeiros que trabalham no hospital Al Slamah (Alexandria 2010).

A Tabela 10 apresenta o mínimo, o máximo, a média e a percentagem média para as 5 dimensões do TAM2. A percentagem média é também apresentada graficamente na figura 2. Esta mostra que a percentagem média mais baixa (11,41) corresponde à dimensão da relevância para o trabalho, enquanto a percentagem média mais elevada (24,05) corresponde à dimensão da facilidade de utilização. A usabilidade percebida e a demonstrabilidade dos resultados estão muito próximas, com uma percentagem média de 21,17 e 22,24, respetivamente.

Tabela (11): Enfermeiros com atitudes positivas e negativas relativamente à utilização do Medica plus no hospital Al Slamah (Alexandria 2010). (n=124)

Itens TAM2	**Atitude positiva**		**Atitude negativa**	
	Não	%	Não	%
Utilidade percebida	61	49.2	63	50.8
Facilidade de utilização	65	52.4	59	47.6

percebida				
Imagem associada à utilização	64	51.6	60	48.4
Relevância do trabalho	72	58.1	52	41.9
Demonstrabilidade dos resultados	62	50	62	50
Média total da escala de atitudes	64	51.6	60	48.4

O quadro 11 mostra a distribuição dos enfermeiros que trabalham no hospital Al Slamah de acordo com as atitudes positivas e negativas relativamente à utilização do Medica plus. No que se refere à perceção da utilidade, 50,8% dos enfermeiros tiveram atitudes negativas em comparação com 49,2 com atitudes positivas. Relativamente à facilidade de utilização percebida, 52,4% dos enfermeiros tiveram atitudes positivas em comparação com 47,6% com atitudes negativas. Relativamente à imagem associada à utilização da Medica plus, 51,6% dos enfermeiros tiveram atitudes positivas em comparação com 48,4% de atitudes negativas. Relativamente à confiança no trabalho, 58,1% dos enfermeiros tiveram atitudes positivas contra 41,9% com atitudes negativas. No que respeita à demonstrabilidade dos resultados, metade dos enfermeiros tinha atitudes positivas em comparação com a outra metade com atitudes negativas. Relativamente a toda a escala TAM2, 51,6% dos enfermeiros tinham atitudes positivas contra 48,4% com atitudes negativas.

Parte IV Correlação entre as variáveis do estudo.

Tabela (12): A correlação entre a Utilidade Apercebida, a Facilidade de Utilização Apercebida, a Imagem associada à utilização, a Relevância para o Trabalho e a Demonstrabilidade dos Resultados da utilização do Medica plus entre os enfermeiros que trabalham no hospital Al Slamah (Alexandria 2010). (valores rs)

	Spearman's rho Correlação (rs)				
Itens TAM2	**Utilidade percebida**	**Percebida Facilidade de utilização**	**Imagem associada à utilização**	**Relevância do trabalho**	**Demonstrabilidade dos resultados**

Percebida Utilidade		.538* .000	.486** .000	.559** .000	.611** .000
Facilidade de utilização percebida	.538** .000	-	.461** .000	.514** .000	.577** .000
Imagem associada a utilização	.486** .000	.461** .000	-	.545** .000	.518** .000
Relevância do trabalho	.559** .000	.514** .000	.545** .000	-	.696** .000
Resultado Demonstrabilidade	.611** .000	.577** .000	.518** .000	.696** .000	-

** Valor significativo ao nível de 0,01.

O quadro 12 mostra que foi encontrada uma forte correlação positiva entre as atitudes de Utilidade Apercebida, Facilidade de Utilização Apercebida, Imagem associada à utilização, Relevância para o Trabalho e Demonstrabilidade dos Resultados dos enfermeiros que utilizam o Medica plus no hospital Al Slamah.

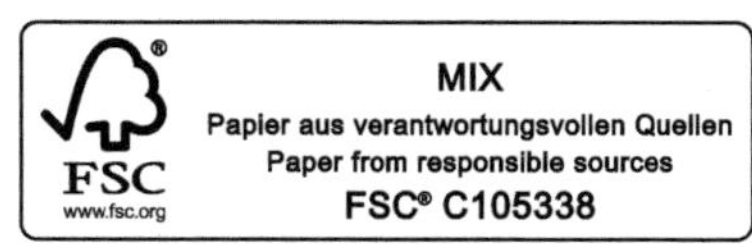

Printed by Books on Demand GmbH, Norderstedt / Germany